AF299188

L'HOMŒOPATHIE

DANS LE MONDE

PAR

J.-U. MALAPER DU PEUX,

Docteur en médecine de la Faculté de Paris.

> Le seul, le véritable médecin,
> est celui qui guérit ses malades.
>
> HAHNEMANN.

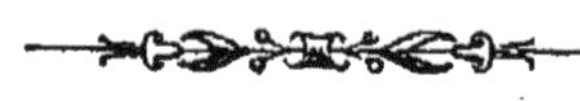

LILLE,

CHEZ LES PRINCIPAUX LIBRAIRES.

1859.

L'HOMOEOPATHIE

DANS LE MONDE

L'HOMŒOPATHIE

DANS LE MONDE,

PAR

J. U. MALAPER DU PEUX,

Docteur en Médecine de la Faculté de Paris.

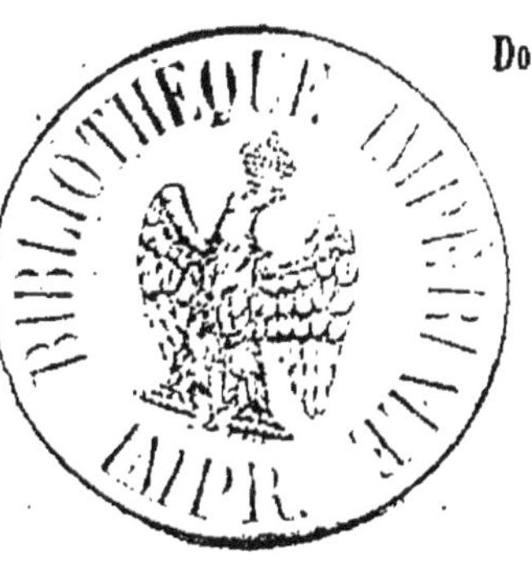

> Le seul, le véritable médecin, est
> celui qui guérit ses malades.
> HAHNEMANN.

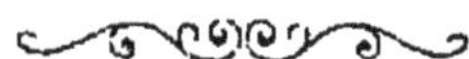

A LILLE,

CHEZ LES PRINCIPAUX LIBRAIRES.

1858.

PRÉFACE.

—————

Il y a quelques années à peine, ce nom : *homœopathie*
était à peu près inconnu dans le nord de la France.

Bien peu de personnes savaient qu'on appelait ainsi
une nouvelle doctrine médicale; lorsque deux médecins (1),
aussi distingués par leur savoir que par le zèle qu'ils
apportent à propager la médecine hahnemannienne, vin-
rent les premiers l'y implanter.

Depuis ce jour, de nombreux malades abandonnés de
l'ancienne médecine, sont venus et viennent, sans cesse
plus nombreux, réclamer en désespoir de cause, les
secours de l'homœopathie.

———————

(1) MM. Perrussel et de Monestrol.

Il est bien peu de ces nouveaux venus, qui ne connaissant la nouvelle médecine que par le récit des belles cures qu'elle fait, ou par les traits grossiers qu'on lui décoche, ne nous demandent tout d'abord : Qu'est-ce que l'homœopathie ?

A cette première question posée, en succèdent bientôt d'autres du genre de celle-ci :

Comment est-il possible que d'aussi petites doses de médicaments guérissent des maladies non-seulement aiguës, ayant un cours régulier et rapide; mais encore des affections chroniques, souvent réputées incurables ?

Puis arrivent les objections et observations répandues à dessein dans le monde, afin d'éloigner de l'homœopathie ceux qui seraient tentés d'en essayer.

Les uns prétendent que c'est le régime seul aidé de la confiance, qui fait tous les frais des guérisons.

Souvent le même médecin a dit à ceux-ci que nos globules n'étaient autres que de petites dragées en sucre, parfaitement inoffensives;

A ceux-là au contraire, il a affirmé que tous nos remèdes étaient composés des poisons les plus violents, etc.

C'est pour répondre à ces questions, pour éclairer ceux

à qui on veut cacher la vérité, c'est aussi pour exposer la marche progressive de l'homœopathie dans le monde, que nous avons entrepris d'écrire ces quelques pages.

Notre but n'a point été de faire un manuel de médecine, à l'aide duquel les gens du monde puissent se traiter eux-mêmes : nous sommes trop convaincu que les demi-savants sont beaucoup plus nuisibles qu'utiles... à eux et aux autres !

L'HOMŒOPATHIE

DANS LE MONDE.

I.

Similia similibus curantur.

Samuël Hahnemann est le fondateur de la doctrine médicale à laquelle il a donné le nom d'homœopathie. Il est né le 10 avril 1755 , à Meissen , petite ville de Saxe , et mort à Paris en 1843 , dans sa 89e année.

« S'étant convaincu que l'art de guérir était chose

vaine et stérile dans ses promesses et ses résultats, sa conscience se révolta à l'idée de rester attaché à une profession qui promettait toujours un bien qu'elle ne donnait jamais. — Il abandonna les différents services publics qui lui avaient été confiés, et renonça à une pratique lucrative pour se livrer à l'étude.

» Vers 1792, de graves maladies attaquèrent ses enfants. Alors ses doutes, ses scrupules furent à leur comble : le père tremblait pour la vie des siens, le médecin n'avait aucune confiance dans les ressources de l'art. Quelle cruelle incertitude ! Serait-il donc possible, se disait Hahnemann, que la Providence ait abandonné l'homme, sa créature, sans secours certains contre la multitude d'infirmités qui l'assiègent incessamment ?

» Il se posa cette question dans un moment bien solennel, dans le moment où la tendresse du père veille avec anxiété et prie avec ferveur, où toute demande est répondue ; et alors il s'écria : « Non, il y a un Dieu qui est la bonté, la sagesse même, il doit y avoir aussi un moyen créé par lui de guérir les maladies avec certitude. » (1).

Il se mit à la recherche, convaincu qu'il trouverait.

. . . .

Il arriva enfin à cette découverte, qu'un remède pris en certaine quantité par un homme sain, produisait des troubles artificiels entièrement semblables à ceux dont il

____

(1) Organon. — Notice biographique par Léon Simon.

triomphe : D'où cet axiôme : *Similia similibus curantur* , opposé à celui qui sert de règle à l'ancienne médecine, et inventé par Galien : *Contraria contrariis curantur.*

Le rôle du médecin ne doit pas se borner à rechercher les causes et la nature des maladies , ce qui constituerait une science purement stérile ; mais surtout il doit s'efforcer d'arriver à la connaissance des remèdes qui guérissent sûrement les maladies. C'est ce qu'a fait Hahnemann et après lui ses disciples, en expérimentant sur eux-mêmes en bonne santé et non sur les pauvres malades, les remèdes dont ils arrivent ainsi à connaître les propriétés physiologiques.

Ainsi, nous sommes bien loin de procéder comme l'ancienne médecine qui n'emprunte qu'à d'équivoques traditions, les drogues si souvent bizarres ou dégoûtantes qu'elle administre aux malades. Et comme le dit fort sagement notre savant confrère le docteur Teste , à moins de donner une extension forcée et paradoxale à cette maxime d'Iamblique : *la médecine est fille des songes*, il est impossible d'expliquer autrement que par le hasard ou la fantaisie , l'introduction dans la thérapeutique d'un médicament nouveau.

Ce qui constitue surtout l'immense supériorité de l'homœopathie sur l'ancienne école , c'est l'avantage qu'a la première de procéder toujours de l'expérimentation à l'expérience , tandis que l'autre n'a pour guide que l'expérience elle-même, cette *fallacieuse* dont parle Hippocrate, et dont il se défiait avec tant de raison. »

1**

Notre loi tout entière peut se traduire ainsi : Pour rétablir la santé d'une manière prompte, douce et durable, il faut administrer un remède qui donné à une certaine dose à une personne bien portante, produise des phénomènes les plus semblables possible aux symptômes observés chez le malade.

Ainsi, pour nous, pas de systèmes, pas de parti pris d'avance, plus d'abstractions à traiter sous le nom de maladies : mais un malade qui vient sans cesse, chaque fois que nous le voyons, nous poser le même problème : chercher le remède qui, donné à une personne en santé, produise sur elle des symptômes semblables à ceux que j'éprouve.

Ceux qui nous demandent l'explication de notre grande loi thérapeutique, peuvent-ils comparer, savent-ils ce que c'est que l'allopathie ou médecine qu'enseignent les écoles officielles ? pas le moins du monde. Ils connaissent les effets des remèdes par les perturbations qu'ils apportent dans l'économie. Ainsi, pour eux, un purgatif aura produit un excellent effet, s'il a procuré quinze ou vingt déjections ; mais le but aura-t-il été atteint, la santé aura-t-elle été rétablie ? Qu'importe, il s'agit bien de cela ! le purgatif a purgé.

Mais laissons là l'allopathie et ses systèmes, et ne sortons pas du cadre que nous nous sommes tracé.

Veut-on des exemples populaires de la manière dont procèdent les médicaments homœopathiques ; des maladies guéries par des remèdes capables d'en procurer de semblables ?

Tout le monde sait que le meilleur moyen d'apaiser la douleur très-vive causée par une brûlure superficielle est d'approcher du feu la partie brûlée ; tandis que cette douleur, momentanément suspendue par l'immersion dans l'eau froide, ne tarde pas à se reproduire avec un surcroît d'intensité, aussitôt que la partie brûlée est retirée de l'eau.

Tout le monde sait de même que le meilleur remède pour combattre la congélation est l'emploi de la neige ; tandis que l'influence *contraire* de la chaleur n'aurait d'autre résultat que de provoquer la gangrène.

Qui ne sait que les médecins de l'ancienne médecine eux-mêmes emploient journellement des vomitifs pour arrêter les vomissements, et des purgatifs pour triompher des diarrhées rebelles. — C'est d'après la même loi que le professeur Trousseau, médecin en chef de l'Hôtel-Dieu de Paris, applique des sachets de sable chaud sur la tête des malades atteints de fièvre cérébrale, au lieu de compresses mouillées d'eau froide ou de glace.

La vaccine, qui est tant recommandée aujourd'hui, est encore une application de la loi de similitude. Le virus-vaccin inoculé à une personne en santé produit des symptômes semblables à la petite vérole, et a pour résultat de l'en préserver. — Et, pour cela, il ne suffit pas qu'il se soit produit un bouton ou pustule ; il faut que cette pustule ait absolument la forme de celles de la variole, qu'elle soit ombiliquée.

Le mercure, qui est le spécifique de la syphilis, occasionne des accidents tellement semblables à cette maladie, qu'il est souvent impossible de les distinguer les uns des autres.

Et dans un autre ordre d'idées, ne savons-nous pas que la condition essentielle pour apporter des consolations à une personne dans la peine, est de nous montrer nous-mêmes affligés ?

Que pourrait donc le *contraire* encore dans cette circonstance ? Quel effet curatif produirait celui qui apporterait ces consolations avec une physionomie enjouée et la plaisanterie à la bouche ?

Enfin nous terminerons ces exemples, que nous pourrions multiplier à l'infini, en citant celui de Jésus-Christ, Dieu fait homme, c'est-à-dire semblable à nous, pour racheter nos péchés, c'est-à-dire nous guérir du mal moral.

Absolument parlant, on est médecin homœopathe par le fait seul de l'emploi des médicaments, d'après la loi des semblables.

II.

Comment est-il possible que des remèdes pris en aussi petite quantité, puissent procurer la guérison...

S'il ne se fût agi que d'accepter notre loi thérapeutique, un bien plus grand nombre de médecins seraient venus se ranger sous notre bannière, et seraient comme nous homœopathes. Et nous savons parfaitement que l'emploi des doses infinitésimales les a effrayés, de même que cette apparence de merveilleux tient éloignés de la nouvelle doctrine médicale, les gens qui ont l'habitude d'avoir recours à des doses massives de médicaments. Pour tous ceux qui n'en ont pas vu les effets ou qui ne s'en sont

1***

pas rendu compte, nos remèdes semblent contraires à la raison (notre esprit accepte difficilement ce qu'il ne comprend pas). Ce qui paraît si extraordinaire s'explique cependant très-bien, comme nous le ferons voir.

Rappelons-nous ce que nous disions dans le premier chapitre :

Les gens du monde ne connaissent les effets des remèdes donnés à grandes doses, que par les pertubations qu'ils apportent dans l'organisme ; et nous citions pour exemple un purgatif. Or, il certain qu'il n'est pas besoin d'être malade pour en éprouver les effets perturbateurs. Soyez malade ou bien portant, vous n'en serez pas moins secoué violemment ; l'organisme fera tous ses efforts pour se débarrasser de cette substance toxique, et vous serez purgé.... plus ou moins.

Il est vrai de dire, avec ceux qui prétendent pouvoir avaler une de nos pharmacies tout entière, sans en être incommodés, que nos médicaments ne sont pas doués de ces *avantages* qualifiés par eux d'héroïques, et nous en sommes bien heureux, et ceux qui en font usage, avec nous !

Nous nous bornerons à faire remarquer à ces *triomphateurs*, que pour nous, les remèdes ont été créés pour les malades et non pour ceux qui se portent bien ; — pour rétablir l'ordre troublé dans nos organes et non pour en augmenter le désordre ; — que, d'un autre côté, les organes malades sont doués d'une sensibilité incomparablement plus grande qu'en l'état de santé. Nous n'en voulons pour preuve qu'un homme atteint de la plus légère indisposition , la migraine. Les odeurs les plus douces , celle même des aliments préférés , lui donneront des nausées ; le moindre mouvement , le plus petit bruit lui sera insupportable , la lumière la plus pâle ne pourra être supportée sans aggravation du mal.

Voyez ce même homme vingt-quatre heures plus tard, les odeurs même les plus fortes comme les moins agréables lui seront parfaitement indifférentes ; il aura beau aller, venir, se donner du mouvement ; il recherchera peut-être le bruit, et certainement la lumière avec grand plaisir.

Que s'est-il donc passé, d'où vient ce changement?

C'est qu'aujourd'hui il se porte bien et hier il était malade, et ses organes sous l'empire du désordre, étaient doués d'une sensibilité exagérée ; aussi n'était-il pas besoin de grandes doses de parfums , de bruit et de lumière pour aggraver son état.

S'il fallait si peu de chose pour augmenter son mal , n'est-il pas tout naturel de penser qu'il fallait de même de bien petites doses de remèdes pour le calmer, le guérir?

Mais , voyons comment Hahnemann est arrivé à la réduction si grande des remèdes.

Nous lisons dans son Organon :

« Je n'ai été amené à des doses si exiguës ni par des opinions arrêtées d'avance , ni par des hasards heureux , c'est une longue expérience , appliquée sur des obser- vations rigoureuses , qui m'a conduit par degrés à les abaisser ainsi : car cette expérience et ces observations m'ont fait voir clairement que les doses plus élevées, lors même qu'elles produisaient un effet salutaire, exerçaient cependant une action bien plus forte que celle qui était nécessaire pour arriver au but désiré. C'est ainsi que je suis parvenu à les restreindre peu à peu; et comme, en les diminuant de plus en plus, je les voyais toujours produire le même effet, je me suis trouvé dans la nécessité de descendre graduellement jusqu'à celles qui, suffisantes pour procurer une pleine et entière guérison, n'agissent pas avec une violence capable seulement de retarder cette dernière. »

Plus loin nous lisons encore :

« Le vulgaire qui bat le briquet, voit se former des étincelles qui mettent le feu à l'amadou. Combien y a-t-il de personnes qui aient réfléchi à ce qui se passe alors? mais qu'on batte le briquet sur une feuille de papier, on apercevra bientôt sur celle-ci de petites parcelles d'acier qui se sont détachées du briquet, à l'état de fusion et d'incandescence, par l'effet du choc de la pierre.

» Comment le frottement rapide de l'acier contre une pierre, a-t-il pu produire une chaleur assez forte pour réduire cette substance métallique en goutelettes fondues? ne faut-il pas une chaleur de 3,000 degrés du thermomètre de Fahrenheit pour faire entrer l'acier en fusion? d'où est venue cette énorme chaleur? ce n'est point de l'air, car le phénomène a lieu tout aussi bien dans le vide sous le récipient de la machine pneumatique ; elle est donc sortie des deux corps frottés l'un contre l'autre.

« Mais l'homme qui saisit un morceau d'acier pour allumer son amadou, croit-il que ce corps froid cache dans son intérieur un inépuisable magasin de chaleur qui ne s'en dégage que par le frottement ? non, il ne le croit pas ; et cependant la chose est vraie.

« Il n'y a que le frottement qui puisse faire sortir des métaux cette inépuisable mine de calorique latent. Rumford nous apprend qu'on peut chauffer une chambre par le seul mouvement rapide de deux plaques métalliques, frottant l'une contre l'autre, sans qu'il soit nécessaire d'employer aucun des moyens dont on a coutume de se servir pour obtenir du feu.

» En effet, le frottement exerce une influence si puissante, que non-seulement il développe les forces physiques internes des corps de la nature, le calorique, l'odeur ; mais encore, ce qu'on avait ignoré jusqu'à présent, il exalte à un point étonnant la puissance médicale des substances naturelles.

« Il parait que c'est moi, le premier, qui ai découvert cette dernière propriété, dont l'influence est telle, qu'à sa faveur, des substances auxquelles on n'avait jamais reconnu de propriétés médicinales, acquièrent une énergie surprenante.

« Ainsi l'or, l'argent, le platine, le charbon de bois, sont sans action sur l'homme, dans leur état ordinaire. La personne la plus sensible peut prendre plusieurs grains d'or battu, d'argent en feuilles ou de charbon sans en éprouver le moindre effet médical. Mais du broiement continué pendant une heure d'un grain d'or avec cent grains de sucre de lait en poudre, résulte une préparation qui a déjà beaucoup de vertu médicinale. Qu'on en prenne un grain, qu'on le broie encore avec cent grains de sucre de lait et ainsi de suite jusqu'à ce que chaque grain contienne un quadrillionnième de grain d'or, et il suffira d'en donner à un mélancolique, chez lequel le dégoût de la vie est poussé jusqu'au point de conduire au suicide, pour qu'une heure après, ce malheureux soit délivré de son mauvais démon et ait repris le goût de la vie.

« On voit déjà, d'après cela, que les préparations des substances médicinales par le frottement, exigent, pour remplir les vœux de l'homœopathie, qu'on les donne à des doses d'autant plus faibles, que les vertus dont elles jouissent ont été plus amplement et plus complétement développées par ce procédé.

« Les substances médicinales ne sont pas des matières mortes dans le sens vulgaire qu'on attache à ce mot. Leur véritable essence est dynamique, au contraire ; c'est une force pure que le frottement exercé à la manière homœopathique, peut exalter jusqu'à l'infini. »

Nous voyons donc que c'est l'expérience, et non une simple spéculation de l'esprit qui a amené le fondateur de l'homœopathie à employer les petites doses. — Les théories n'ont pas manqué pour expliquer l'action des infiniment petits sur notre organisme ; mais n'oublions pas les limites

que nous nous sommes tracées et laissons de côté les théories.
— Ce qu'il y a d'important à démontrer, c'est la possibilité d'action de ces doses infiniment petites. Nous allons tâcher de les faire comprendre par des exemples. Nous rencontrerons des choses qui paraissent plus impossibles encore et qui cependant sont admises par l'habitude.

Vous voyez tous les jours des enfants qui s'amusent à lancer des bulles de savon. Vous êtes-vous jamais demandé quelle pouvait être l'épaisseur de leurs parois? Newton a résolu ce problème pour vous, et il a qualité pour être cru; il vous répond : *un cent millième de millimètre.*

Après Newton, nous vous citerons les calculs du fameux astronome Herschell, et nous vous dirons avec lui :

Qui croirait que dans une seconde, un rayon de lumière parcourt 192,000 milles, et achève le tour du monde en moins de temps qu'il n'en faut pour faire un mouvement d'yeux?

Qui pourrait admettre sans démonstration que le soleil est près d'un million de fois plus grand que la terre?

Qui croirait que cet astre est situé à une distance telle de la terre, qu'un boulet de canon qui conserverait toujours sa vitesse initiale, mettrait vingt ans à l'atteindre?

Ce sont autant de faits prouvés par le calcul, et qui cependant choquent au moins autant les idées, que l'action des globules homœopathiques.

Il est des eaux minérales très en renom, Plombières, par exemple, qui ne contiennent qu'un millième de grain de l'agent médicamenteux (arsenic) par litre d'eau. Comptez la quantité de remède qui sera contenue dans une cuillerée ! Beaucoup de malades y sont envoyés par des docteurs non homœopathes.

Et l'huile de foie de morue, ce médicament à la mode, que vous prenez aussi par cuillerée, et souvent pendant bien des années, savez-vous combien il contient de substance qui constitue le remède, d'iode, en un mot ?— tout au plus deux milligrammes par litre, et vous ne vous plaignez pas de l'exiguité de la dose, parce qu'elle est cachée dans un liquide nauséabond, dont on trouve toujours trop à avaler.

Les fièvres intermittentes, le choléra, la peste, le typhus, toutes les maladies épidémiques se transmettent par l'air dont nous emplissons nos poumons à chaque instant. Eh bien ! cet agent conducteur du mal, l'air examiné, analysé à Paris et ailleurs, à l'aide des instruments les plus précis, au moment où la santé générale est le plus satisfaisante possible ; analysé de même pendant les épidémies les plus meurtrières, est tout-à-fait identique dans les deux cas. On ne trouve rien de plus dans le second que dans le premier.

On constate les effets et on ne peut saisir la cause qui les produit.

Si une cause invisible, impondérable, que l'on ne peut saisir, produit des effets aussi formidables que le choléra, par exemple, qui peut tuer en deux heures, soyez conséquents ! Pourquoi votre esprit se refuserait-il à croire à l'efficacité de remèdes que vous pouvez voir, toucher, peser ?

Comprenez-vous mieux comment une nouvelle est transmise par le télégraphe électrique? avez-vous vu l'électricité qui vous l'a apportée? pas le moins du monde. De même que l'air a été le conducteur du choléra dont nous parlions tout à l'heure, de même le fil de fer a été le conducteur de cet autre je ne sais quoi, que l'on n'a jamais vu ni touché et qu'on appelle électricité. Vous constatez le résultat obtenu, et c'est tout ce qu'il vous est permis de faire.

Puisque nous parlons d'électricité, qui ne sait qu'on emploie aussi cet agent comme remède? eh bien! comparons-le aux doses infinitésimales de l'homœopathie, l'occasion est bonne. Vous tous qui avez reçu une secousse électrique, veuillez donc nous dire quelle dose en poids on vous a fait prendre, n'oubliez pas surtout de nous dire l'odeur et la couleur du remède... Vous seriez fort en peine assurément, car vous ne l'avez ni vu ni touché. La douleur seule vous a avertis de son action. — Le résultat en sera-t-il bon ou mauvais? C'est ce que le temps nous apprendra. (Nous sommes loin de nier l'action médicatrice de ce médicament, puisque nous en avons vu quelquefois de bons résultats; mais dans l'état actuel de la science, il n'est pas possible de le doser, et c'est là ce qu'on lui reproche. On ne peut pas dire de lui que s'il ne fait pas de de bien, il ne peut jamais faire de mal.) On peut voir le remède homœopathique, en calculer la dose, le peser, et il peut avoir de la saveur. Il ne procure pas de douleur comme celui que nous lui comparons, et de plus on en constate souvent les bons effets : jamais il ne peut altérer la santé !

Enfin, ceux à qui ces exemples ne suffiraient pas, et qui ne croient pas à l'efficacité des remèdes homœopathiques à cause de leur grande ténuité, nous dirons :

Esprits superbes qui affectez de nier ce que vous ne comprenez pas, dites-nous ce que vous comprenez ici-bas !

Savez-vous le secret de votre existence ; savez-vous comment la nourriture se transforme en votre propre substance ?

Pouvez-vous expliquer comment il se fait que certaines personnes ont des convulsions après avoir respiré l'odeur du musc, de l'éther ou d'un autre parfum ?

Pourquoi d'autres souffrent lorsque le vent du nord vient à souffler ou lorsque le temps est orageux ; et cependant vous le savez pour l'avoir éprouvé ou pour l'entendre répéter chaque jour : le temps va changer... il pleuvra bientôt... mon rhumatisme me fait souffrir, etc.

Expliquez-vous mieux les effets d'une émotion, d'une passion ? Faites-nous le plaisir de nous dire pouquoi la peur rendra celui-ci épileptique, pourquoi le chagrin rendra cet autre fou ? Qui ne connaît de même les effets d'une grande joie, de la colère, de l'ambition ? etc.....

Qui a donc vu ou pesé ces émotions ? et cependant leurs effets sont souvent terribles !

Et vous refuseriez de croire à la possibilité d'action de nos remèdes homœopathiques, parce qu'ils ne sont pas très-volumineux ? Du reste, vous ne comprenez pas mieux comment les médicaments agissent à grandes doses, il faut bien que vous en conveniez !

Pour nous, nous savons que l'homme a un insatiable besoin de tout expliquer ; mais cette noble ambition doit avoir des bornes, et elle cesse d'être louable aussitôt qu'elle oublie la nature finie de l'homme. « Il est au-dessus des intelligences humaines, une intelligence qui a établi des vérités qui frappent, mais qui ne se démontrent pas. » (1)

A notre avis, les plus sages comprenant qu'il est des choses dont ils n'auront jamais l'explication, devraient se borner à demander qu'on leur montre des effets des remèdes homœopathiques. Dieu merci, ils sont assez nombreux, et on n'aurait que l'embarras du choix. Mais il est des gens auquel le grand jour fait mal aux yeux, et qui, de peur de rencontrer le soleil, se condamnent à une éternelle obscurité.

____

(1) Docteur Moreau.

III.

Nous avons prouvé surabondamment par des exemples, qu'il suffisait souvent de causes impondérables pour déterminer des effets surprenants. On peut, il nous semble, conclure par analogie de la possibilité d'action des doses homœopathiques sur l'organisme malade, surtout quand on se rappelle que les causes qui ont rompu l'équilibre, c'est-à-dire, qui ont détruit la santé, sont souvent occultes.

Nous allons donc aborder maintenant de nouvelles questions.

Les uns prétendent que nos remèdes sont tout simplement des petites dragées en sucre, et par conséquent inertes.... ou bien de l'eau claire.

Les autres, au contraire, proclament bien haut que nos remèdes sont composés de poisons les plus actifs ;

Lesquels croire ?

Il en est même qui n'ont pas honte de dire alternativement, selon le besoin de la cause : Vous pouvez sans danger avaler tout une pharmacie homœopatique !... ou bien : Prenez-garde ! ces homœopathes ne font usage que de poisons les plus subtils!...

Quelle insigne bonne foi ! Jugez.

Selon d'autres, la médecine homœopathique est purement expectante; c'est-à-dire laisse à la nature le soin de guérir ses malades. Ou bien, nous n'avons à faire qu'à des malades imaginaires, sur l'esprit desquels nos médicaments font merveille.

Pour ceux-ci, nous ne possédons qu'un remède que nous donnons à tout le monde, et dans tous les cas, etc., etc.

Que d'imputations absurdes !

Quel est celui qui risque le plus d'empoisonner son malade, du médecin allopathe qui administre les substances toxiques à grandes doses, telles que l'opium, la morphine, la belladone, l'arsenic, etc., où du médecin homœopathe qui emploie ces mêmes remèdes à doses infiniment petites?

Car il faut bien qu'on le sache, nous ne possédons pas de panacée universelle. Les médicaments que nous administrons sont les mêmes que ceux de l'ancienne médecine ; seulement ils sont préparés d'une façon toute spéciale, donnés à très-petites doses et surtout dans des circonstances opposées.

A ceux qui disent que nos remèdes sont insignifiants, nous pouvons répondre que nous guérissons nos malades, mieux et plus vite que l'ancienne médecine (nous en fournirons bientôt la preuve) ; mais supposons que les résultats soient égaux, et que nous ne fassions prendre que de l'eau claire à ceux qui réclament nos soins, qu'est-ce que cela prouverait? Qu'il est inutile de mettre le genre humain à la torture à l'aide de saignées, sangsues, ventouses, vésicatoires, sétons, sans compter les vomitifs et purgatifs et autres breuvages dégoûtants ; cela prouverait encore qu'il n'est besoin ni de médecins, ni de remèdes, puisque la nature se chargerait à elle seule des frais de la cure !

« Mais quel intérêt aurions-nous à tromper les malades qui se confient à nos soins ? Serait-ce dans un but de cupidité que nous sacrifierions nos femmes, nos enfants, nos amis, aux exigences homicides d'une utopie? Nous tiendrions dans nos mains des remèdes éprouvés, et en face de la mort menaçante cette main resterait fermée!!!

« Les imputations qui s'attaquent à la probité des hommes sont toujours odieuses ; elles partent d'une mauvaise nature, elles accusent de détestables tendances, et d'après l'aphorisme scholastique *nemo dat quad non habet*, elles décèlent dans ceux qui les profèrent, la triste capacité de faire ce qu'ils imputent si gratuitement aux autres. Quoi ! toutes les actions de notre vie seraient à la remorque de nos intérêts matériels, et cette éclipse du sens moral frapperait, pendant toute leur vie, des milliers d'individus qui se donnent pour mission d'annoncer une vérité au monde ! Quel homme de bon sens peut admettre une pareille monstruosité? » (1)

____

(1) Docteur Andrieux.

Quant à ceux qui pensent ou qui disent que nos remèdes n'agissent que sur l'imagination, il suffirait de cette simple réponse : Depuis longtemps la médecine vétérinaire s'est emparée de notre précieuse médication, et les animaux guérissent dans beaucoup moins de temps que par les procédés anciens !

La plupart des personnes qui viennent nous consulter pour la première fois, commencent par nous dire qu'elles n'ont pas confiance en nos remèdes, parce qu'elles necomprennent pas comment si peu de chose... etc., ce qui ne les empêche pas de guérir souvent, alors qu'elles ont été soumises préalablement à toutes les médications possibles sans aucune amélioration ; mais la nature est si gracieuse pour le médecin homœopathe, qu'elle fait un effort juste au moment où l'on vient le consulter !

Ce sont peut-être aussi les enfants, que nous voyons en grand nombre, à qui la confiance est indispensable pour être guéris ! et cette précieuse qualité de nos petits malades les guérit des convulsions, du croup, de la dyssenterie, de la coqueluche, etc.

Ce que nous pouvons affirmer, et ce que beaucoup d'autres diront avec nous pour en avoir éprouvé les heureux effets, c'est que la médecine homœopathique ne peut jamais nuire, ses résultats sont prompts et heureux : le traitement simple et facile.

Il n'est pas impossible de se rendre compte des résultats de la pratique civile par l'homœopathie et de les comparer à ceux de sa sœur aînée ; mais il est très-facile d'établir la comparaison dans les hôpitaux, où l'une et l'autre médecine fonctionnent en même temps.

Depuis plus de dix ans, l'homœopathie est pratiquée à Paris à l'hôpital Sainte-Marguerite (hôtel Dieu-Annexe), aujourd'hui Sainte-Eugénie, par M. le docteur Tessier. Dans le même hôpital, pratiquaient également deux médecins allopathes distingués, MM. Valleix et Marotte. D'après la statistique générale de cet hospice, publiée par l'administration générale de l'Assistance publique, MM. Valleix et Marotte ont eu, pendant les trois années 1849, 1850, 1851, dans leur service, 3,724 entrants et 411 décès.

Soit, allopathie 113 morts sur 1,000.

M. Tessier, docteur homœopathe, durant le même temps, eut dans son service 4,663 entrants et 399 décès.

Soit, homœopathie 85 morts sur 1,000.

Différence : 28 pour 1,000 au bénéfice de l'homœopathie.

Le Ministre et l'Administration, à la vue de ces heureux résultats de la pratique homœopathique, félicitèrent le docteur Tessier et l'engagèrent à continuer une manière de faire si *utile à l'humanité*.

Depuis cette époque, l'hôpital Sainte-Eugénie a été spécialement affecté aux enfants, et le Ministre a donné un service à M. Tessier, à l'hôpital Beaujon; le même succès dure encore aujourd'hui !.

Que répondre à ces chiffres ?

IV.

Du Régime.

Nous arrivons à la dernière objection : le régime seul guérit.

Il est certain que le régime seul peut guérir..... Ceux qui n'ayant aucune règle dans les choses de la vie, usent et abusent de tout ; les maladies qui ne reconnaissent pour cause qu'un régime vicieux.

Mais, disons-le de suite, pour nous, le régime est un auxiliaire et non un moyen curatif ; eh puis ! s'il suffisait pour rendre la santé aux malades, ce serait un moyen fort simple, et il faut l'avouer, ceux qui en emploient d'autres seraient bien blâmables !

Les malades peuvent se partager en deux classes :

1º Ceux qui atteints d'affections aiguës, telles que fluxion de poitrine, fièvre typhoïde, variole, scarlatine, méningite, etc., sont obligés de garder le lit et la diète, souvent absolue ;

2º Ceux, qui, atteints de maladies chroniques, telles que catarrhe, asthme, gastralgie, dartres et affections nerveuses, etc., peuvent vaquer à leurs occupations et se nourrir comme s'ils étaient en bonne santé.

Les premiers sont dans un état tel, qu'ils ont de la répugnance pour la nourriture, et se mettent à la diète eux-mêmes, leur régime se borne à des tisanes, et soit dit en passant, nous les excluons toutes, quand elles sont médicamenteuses. (La plupart des médecins de l'ancienne école y tiennent souvent si peu, qu'ils laissent choisir leurs malades).

Quand les malades de cette première catégorie seront guéris par nous, pourra-t-on dire qu'ils doivent la santé au régime ? ils n'ont pris que nos remèdes et de l'eau d'orge ou sucrée.

Comme nous l'avons dit, nous admettons que tous ceux qui se trouvent dans la seconde catégorie, puissent mener la vie ordinaire.

Nous aurons affaire d'abord aux enfants à la mamelle ; il faut avouer qu'il ne nous faudra pas faire de grands frais d'imagination pour tracer leur régime ! Ceux qui composent la deuxième enfance n'abusent de rien, si ce n'est des fruits qui ne sont pas murs ou des friandises qu'ils dérobent parfois à leurs parents ou aux personnes qui sont chargées de leur surveillance. Le régime ne sera pas beaucoup plus difficile à indiquer que pour les premiers. — Et on voudra bien nous accorder, toutes les fois que nous guérirons des enfants atteints d'affections chroniques, que le régime n'y sera absolument pour rien.

Quant aux adultes et aux personnes d'un âge plus avancé, la difficulté sera plus grande à résoudre ; car c'est pour eux que le régime a été institué. Comme on le voit, son action se trouverait réduite à de bien minimes proportions !

Ceux qui prétendent que ce n'est que par ce moyen que nous guérissons nos malades, ne se doutent guère que ce sont nos exigeances de ce côté là , qui tiennent éloignées de nous bien des personnes qui se condamnent volontairement à souffrir, plutôt que de briser momentanément avec des habitudes qui leur sont chères.

Et cependant si elles voulaient comparer , nous dirons ce seul et bien petit désagrément de notre méthode curative avec les tortures , les breuvages dégoûtants, nauséabonds, etc., de la médecine officielle , quelle différence ! et nous ne parlons pas du temps perdu par l'emploi de certains remèdes , tels que vomitifs, purgatifs , bains , frictions , sangsues, etc.

Après tout , notre régime a pour but d'éloigner les influences pernicieuses, quelles qu'elles soient, physiques ou morales, qui pourraient modifier , altérer ou annuler l'effet de nos remèdes. Les médicaments homœopathiques étant, comme on le sait, donnés à doses très-faibles , leurs effets peuvent être troublés par des causes en apparence de peu de valeur ; il est donc sage de les tenir éloignées.

On le comprendra d'autant mieux, qu'il arrive souvent que l'action des remèdes donnés à grandes doses est troublée par l'usage de certains breuvages ou condiments. C'est ainsi qu'il nous a été donné de voir encore tout récemment, un malade à qui son médecin (allopathe bien entendu) avait ordonné des pilules de belladone et avait négligé de lui défendre le vin et le café qui en sont les antidotes, on devine ce qui est arrivé...

Les malades soumis au régime homœopathique ne devront faire usage d'aucune application extérieure, sans l'ordonnance du médecin. (friction avec des huiles, baumes, pommades, onguents, vésicatoires et emplâtres; sinapismes ; bains de siége, bains généraux simples ou médicamenteux, lavements), la ouate et les cataplasmes peuvent être tolérés.

Ils devront s'abstenir de toute espèce d'eaux, poudres ou opiat pour les dents, — nous conseillons pour cet usage l'eau pure ou avec addition d'eau-de-vie ou d'esprit-de-vin.

Nous comprenons dans la même proscription les tisanes, infusions ou décoctions de plantes, telles que camomille, thé, tilleul, fleurs pectorales, mélisse, sureau, menthe; etc., les eaux gazeuses ou minérales. On autorisera l'eau pure ou légèrement sucrée, l'eau panée, l'eau albumineuse (blanc d'œuf battu dans l'eau sucré), l'orge, le gruau, les décoctions de figues et de raisins, la bière jeune et légère, le vin de Bordeaux coupé d'eau.

Les aliments qui ne peuvent convenir aux malades, sont en général :

La chair des animaux trop jeunes ou trop gras. (Charcuterie, cochon de lait, porc, oie), les viandes trop faites.

Les poissons à chair huileuse et colorée , — anguille, homard.

Les plantes aromatiques :

Radis, raifort, ail, cerfeuil et persil crus, asperges, céleri, cresson, laurier, thym, anis, moutarde, giroffle, piment, cornichon, poivre, muscade, canelle, vanille, câpres.

Les acides : Vinaigre, salade, citron, cerises aigres, groseilles, limonade.

Les pastilles de menthe, de Vichy, pâtes pectorales, etc.

Il faudra éviter aussi les liqueurs, le café noir ou au lait, les glaces et sorbets, le tabac à fumer et les cigares, comme tous les parfums (musc, camphre, etc.)

Les aliments permis, sont :

Le bœuf, le mouton, le veau

Les poulets, pigeons et autres volailles.

Le gibier peu faisandé, les pâtés exceptés.

Les poissons d'eau douce et de mer, de facile digestion.

Les œufs, le lait, beurre, fromage qui ne soit pas trop vieux.

Épinards, pois verts, haricots, choux, raves, chicorée, carottes, navets, pommes de terre, betteraves.

La pâtisserie peut être permise, pourvu qu'elle ne soit pas trop grasse et qu'elle ne contienne pas d'aromates, — biscuits, biscottes, etc.

Dans chaque cas individuel, les repas et les modifications à y apporter seront réglés par le médecin.

Il est de règle de prendre les remèdes aux distances les plus éloignées possible des repas (au moins une heure et demie avant, ou trois heures après) ; afin que leur action ne soit pas troublée par le travail de l'estomac. Les malades peuvent prendre leur boisson ordinaire une demi-heure avant le remède et une heure après, à moins de cas exceptionnels.

L'air devra être souvent renouvelé dans la chambre des malades, la température devra être en général de 14° à 16° centigrades, il leur sera très-agréable d'avoir la figure et les mains lavées chaque jour : on leur permettra de même de se gargariser la bouche avec de l'eau.

Les vêtements seront changés toutes les fois qu'ils seront sales ou souillés de sueur, on aura soin d'éviter alors les transitions brusques de température.

V.

Conquêtes de l'Homœopathie.

A entendre certains médecins, l'homœopathie aurait fait son temps ! d'abord accueillie dans quelques pays avec enthousiasme, elle aurait eu le sort des erreurs qui, lorsque le calme succède à l'entraînement, voient venir la disgrâce après la faveur. Nous en sommes désolés pour ces médecins, mais c'est précisément l'inverse qui a eu lieu : l'homœopathie après avoir subi l'épreuve des persécutions, a conquis, dans la science, le rang qu'elle méritait d'y occuper ; pendant que les allopathes repoussaient sans l'étudier cette nouvelle doctrine, celle-ci gagnait sans cesse du terrain, elle a marché, elle marche encore, il suffit de regarder autour de soi pour s'en convaincre.

Notre doctrine est propagée, pratiquée en ce moment sur le globe entier.

Des rois, des princes, des notabilités de tous les rangs, de tous les mérites, couvrent de leurs noms, de leurs faveurs, les représentants de cette homœopathie si à tort jalousée.

La statue monumentale de Hahnemann, par ordre du roi actuel de Saxe, orne une des plus belles places de Leipsick, sa patrie.

Des missions officielles, des croix, des médailles, des places sont décernées tous les jours aux plus dignes de nos collègues.

Examinons les progrès de l'homœopathie dans les divers états d'Europe et d'Amérique.

En Angleterre. — La guérison de la reine-mère a singulièrement contribué à la propagation de notre doctrine. Atteinte d'une maladie déclarée incurable par les docteurs allopathes, elle fut sauvée par un homœopathe allemand, le docteur Stapf, qu'on avait appelé à la cour.

Des dispensaires et des hôpitaux homœopathiques sont fondés et protégés par les plus hauts seigneurs de la noblesse et de la finance : *the London homœopathic institution*, est soutenu par les ducs de Wellington et de Bedfort, les comtes de Wilton, de Grosvenor, marquis d'Ailesburg : *the West London homœopathic dispensary*, est sous le patronage de sir Standfort Graham, la princesse de Satherland, la comtesse Cardigan, etc., etc. *Westminster and Lambeth, homœopathic medical institution and dispensary*, sous le patronage des lords Linedoch et Kinnaird. La nouvelle doctrine médicale possède en Angleterre un grand nombre d'hôpitaux, un des premiers a été fondé par le riche négociant Leal, qui, ayant été guéri d'une maladie réputée incurable, s'est dévoué depuis à la propagation de l'homœopathie.

Londres a, en outre, un enseignement officiel homœopathique qui compte quatre professeurs. — L'institut homœopathique est sous le patronage de lord Grosvenor et du comte d'Essex.

L'université de médecine d'Edimbourg, qui, il y a environ quatre ans, rayait de ses tableaux le professeur Anderson, comme pratiquant l'homœopathie, subit maintenant des professeurs homœopathes, par décret royal de la reine Victoria.

Le docteur Quin possède le titre de médecin de S. A. R. la duchesse de Cambridge; cette princesse vient de fonder tout récemment un nouveau dispensaire homœopathique.

Autriche. — L'introduction de l'homœopathie dans cet état est due au célèbre Marenzeller, alors médecin en chef des troupes de Bohême. Le général comte Guilay, commandant en chef, fut guéri par lui d'une maladie que les autres médecins avaient renoncé à soigner. — L'Empereur, frappé de cette cure, ordonna des essais qui furent couronnés de succès : le comte de Fickelmont, ambassadeur d'Autriche auprès de S. M. le roi des Deux-Siciles, qui se trouvait alors à Vienne, écrivait à ce sujet au général Luigi Caraffa, partisan de l'homœopathie, et désireux

à ce titre de connaître les résultats des expériences
ordonnées par l'Empereur :

« La méthode a subi de la manière la plus brillante
l'épreuve à laquelle elle a été soumise. Cela explique pourquoi ses antagonistes apportent des difficultés à la publica-
tion du rapport; j'ai trouvé que depuis mon dernier voyage
à Vienne, l'homœopathie y a fait d'immenses progrès. Il
finira cependant par devenir impossible de se refuser à
l'évidence des faits ; les malades guéris sont une preuve
parlante qui fait nécessairement des prosélytes. »

Une guérison qui fit aussi grand bruit à la cour de
Vienne, fut celle de l'Archiduc Jean, par le docteur
Marenzeller. Elle fut d'autant plus remarquée, que
l'Empereur et l'archiduc Antoine venaient de mourir de la
même maladie, traitée par les émissions sanguines. — Le
docteur Marenzeller fut nommé médecin de l'archiduc
Jean.

On peut citer parmi les propagateurs les plus ardents
et les plus dévoués de la nouvelle doctrine, en Autriche,
le vénérable chanoine comte de Guttenhaff; le professeur
Hermann de la célèbre académie Joséphine, le docteur
Lœderer, médecin de la famille des Metternich, la princesse de Metternich elle-même, qui sut reconnaître le
bienfait de la santé que l'homœopathie lui avait rendue, en
obtenant à la nouvelle doctrine l'appui tout puissant du
prince son époux ; le professeur Zlatarowitch, inspecteur
au bureau central de la pharmacie militaire, le docteur
Fleischmann, médecin de l'hôpital homœopathique de

Gumpendorf, à Vienne , l'hôpital que l'archiduc Maximilien a doté d'une somme de 30,000 florins, etc.

A Linz , la guérison de Mader , président de Landsvath, popularisa l'homœopathie ; cette ville ainsi que celle de Kremsir ont un hôpital homœopatique.

Déjà en 1839, on comptait plus de quatre cents médecins homœopates dans la seule monarchie autrichienne. Aujourd'hui tous les médecins et chirurgiens militaires sont homœopathes , à de très rares exceptions près. Le docteur Wurmb , médecin homœopathe , vient d'être nommé professeur à l'université de Vienne ; le docteur Zlatarowitch est professeur de matière médicale à la célèbre académie militaire Joséphine, où sont admis les élèves les plus brillants de la faculté.

HONGRIE. — Le vice-Roi, Archiduc Palatin Joseph, prit, en Hongrie, l'homœopathie sous sa protection , et elle lui doit une grande partie des progrès qu'elle y a faits.

En septembre 1844 , les deux chambres des états de Hongrie accueillirent , presque à l'unanimité , la demande de l'établissement d'une chaire et d'un hôpital homœopathiques dans la capitale de la Hongrie. Trois hôpitaux ont encore été fondés depuis, et l'homœopathie , soutenue par la haute classe, a pénétré partout.

PRUSSE. — Arrêté ministériel (16 août 1841) , qui accorde une première somme pour l'érection d'un hôpital homœopathique , et une seconde pour son entretien , à la condition : 1° que le traitement sera exclusivement homœopathique ; 2° que le médecin , nommé par le gouvernement, fera publiquement des leçons de clinique homœopathique, auxquelles les étudiants de l'Université seront admis, sous les mêmes conditions que dans les autres hôpitaux.

Le docteur Ægidi, homœopathe, a été nommé médecin ordinaire de S. A. R. le prince de Prusse. — Rappelons que l'illustre Hafeland choisit pour lui succéder auprès du roi de Prusse, dont il était le premier médecin, l'un des disciples les plus fidèles et les plus renommés de Hahnemann, le docteur Stapf.

Saxe. — Le Sénat de Leipsick, en septembre 1832, autorise l'érection d'un hôpital homœopathique :

Le prince Henri de Saxe a nommé le docteur Schwartze, homœopathe, son médecin ordinaire. Confirmation de cette nomination par le roi, en 1841.

Duché d'Anhalt. — Arrêté du 10 août 1839 qui nomme Hahnemann conseiller privé.

Lettre écrite à Hahnemann :

« Je suis heureux... par la découverte et la fondation de la médecine homœopathique, répandue actuellement déjà dans toutes les parties du monde ; vous avez rendu un si grand service à l'humanité, que je me réunis volontiers à vos admirateurs. Comme chef de l'Etat, je me sens en outre, doublement obligé de vous exprimer ma reconnaissance pour les biens si grands que moi et mon pays avons retirés de votre pratique médicale ; veuillez recevoir le souvenir ci-joint comme preuve de ma souveraine satisfaction et de l'estime de vos services. »

DUCHÉ DE BADEN. — La deuxième chambre des états a voté, à l'unanimité, dans la session de 1838, une adresse au gouvernement pour qu'il établît une chaire d'homœopathie dans chaque université, et qu'aucun candidat ne fût autorisé à exercer la médecine, s'il n'avait donné des preuves d'études homœopathiques.

Le docteur Arnold est nommé professeur à la faculté d'Heidelberg, le docteur Werber, à Freyburg.

DUCHÉ DE BRUNSWICH. — Le docteur Muklenbein, homœopathe, conseiller du Landgrave de Hesse, médecin de la famille ducale de Brunswich, est nommé conseiller privé de Leurs Majestés.

Le docteur Fielitz, homœopathe, professeur de l'école de médecine, est nommé examinateur officiel des candidats qui étudient l'homœopathie à la faculté.

ESPAGNE. — Ordre royal qui établit une chaire et une clinique homœopathiques, et autorise la formation de la société homœopathique.

On lit dans le bulletin de la société hahnemannienne de Madrid, octobre 1847 :

Nous sommes heureux de pouvoir annoncer que Sa Majesté la Reine Isabelle III, extrêmement satisfaite de l'homœopathie et des services rendus par notre digne président, a daigné, en témoignage de sa satisfaction, décorer le docteur Nunez de la grande croix de l'ordre de Charles III, et l'a choisi en même temps pour son médecin ordinaire.

Le docteur Francisca de Paula-Falch, est professeur à

la faculté de Barcelonne; le docteur Nostenchi, Joachim de Hiscan et Bartholomée Obrador, sont professeurs à la faculté des sciences de Madrid; le docteur Félix Janner, également homœopathe, est directeur et doyen de la faculté de Barcelonne.

RUSSIE, 1838. — Ordre de l'Empereur au docteur Hermann d'ériger un hôpital militaire homœopathique à Tultschin, en Padolie; il lui donne le rang de général d'état-major.

1845, le 16 Décembre. — Ouverture solennelle d'un hôpital homœopathique, à Moscou.

Le docteur Mandt est nommé médecin ordinaire de l'Empereur Nicolas; — tous les journaux français rapportaient récemment encore que l'Impératrice mère, dans la maladie grave dont elle était atteinte, avait accordé toute sa confiance au docteur Mandt, homœopathe; le docteur Bigel, homœopathe, est médecin d'un des frères de l'Empereur. — Les médecins homœopathes sont très-nombreux en Russie.

NICE MARITIME. — L'homœopathie a dans cette ville l'hôpital de la Providence, qui a pour médecin le docteur Finella. Il vient d'y être fondé encore dernièrement une maison de santé homœopathique, dite institution du Saint-Esprit; sous le patronage de S. M. l'Impératrice douairière de Russie; S. M. le Roi Victor-Emmanuel; S. A. I. le grand duc Constantin; S. A. I. la grande duchesse Hélène; S. A. R. la princesse Royale de Wurtemberg; S. A. R. le prince Charles de Prusse; S. A. R. le prince de Luques, duc de Parme ; etc., etc. Un dispensaire gratuit est annexé à la maison de santé.

ÉTATS-UNIS D'AMÉRIQUE. — L'élan fut donné à New-Yorck, en 1827, par le docteur John Gray , président de la société médicale de cette ville. En 1828, il n'y avait encore que deux médecins aux États-Unis ; en 1829, quatre ; six en 1830 ; huit en 1831 ; onze en 1832 ; vingt-un en 1833 ; trente-trois en 1834 ; cinquante-sept en 1835 ; plusieurs centaines en 1845, et aujourd'hui on ne les compte plus : la majeure partie des médecins pratique l'homœopathie. Des missionnaires, parmi lesquels on remarque surtout le père Chazel, le père Bayer, pratiquent eux-mêmes la nouvelle doctrine , et pénètrent ainsi avec plus de facilité chez les peuples qu'ils évangélisent.

On compte plusieurs hôpitaux homœopathiques aux États-Unis.

A Washington, en 1848 , l'état de Pansylvanie a adopté une loi, votée par la chambre des représentants et par le sénat, qui institue un collége de médecine homœopathique avec les mêmes droits et prérogatives que les anciens colléges de médecine, et fonde l'académie de médecine homœopathique du nord de l'Amérique.

A Philadelphie , on a élevé un magnifique bâtiment qui porte le nom de faculté de médecine homœopathique. Un grand nombre de candidats y ont déjà reçu le titre de docteur.

BRÉSIL.—L'homœopathie , importée en 1840 , y a pris un immense développement. La mortalité dans la capitale a diminué d'un quart , et celle de la race nègre , chez les planteurs, de moitié, depuis que l'homœopathie est partout pratiquée. Une école homœopathique a été ouverte en 1844, elle confère les certificats d'étude et forme aujourd'hui une académie puissante où les principes sont enseignés dans toute leur rigueur.

A Maranaho, l'hôpital de la Miséricorde est tout entier soumis au traitement homœopathique; il en est de même de l'hôpital de la Charité.

FRANCE.— Il est des gens qui s'étonnent que le gouvernement français n'ait pas pris l'homœopathie sous son patronage, et ils en infèrent le peu de valeur de cette doctrine. Ces personnes oublient que le gouvernement ne juge des questions médicales que par l'académie de médecine, qui est le corps constitué pour l'éclairer à ce sujet. Or, l'académie de médecine s'oppose de toutes ses forces à la propagation de la médecine hahnemannienne, parce qu'elle lèse les intérêts de chacun de ses membres en particulier, mais la vérité marche, et nous avons de bonnes raisons de croire qu'elle ne tardera pas à se produire au grand jour de l'enseignement officiel. Déjà le gouvernement a reconnu les services de plusieurs médecins homœopathes, en les nommant dans l'ordre de la Légion-d'Honneur, en leur confiant des missions scientifiques, et en leur accordant des médailles d'encouragement.

Si l'homœopathie, en France, éprouve tant d'obstacles à pénétrer dans les académies, en revanche elle a su conquérir le patronage des classes élevées de la société; elle a pénétré également dans les masses. Nous n'en finirions pas, si nous voulions énumérer tous les noms éminents dans les lettres, les arts, les sciences, l'administration, la magistrature, etc., qui ont accepté la nouvelle doctrine.

Il est même des médecins éminents, des professeurs qui ne cachent pas leurs sympathies pour la réforme de Hahnemann, mais qui, malheureusement, ont à redouter les foudres académiques.

Toujours est-il que les progrès de l'homœopathie sont de jour en jour plus sensibles, résultat immense, elle est placée dans la pratique au même niveau que sa rivale ; les gens du monde même les plus opposés aux idées nouvelles, ne craignent pas de consulter les praticiens de la nouvelle méthode, dans les cas graves où la médecine consent à avouer son impuissance.

En 1830, il y avait deux médecins homœopathes en France, depuis, leur nombre n'a pas cessé de s'accroître ; la province et surtout le midi et le centre, en comptent un nombre très-considérable ; Paris, seulement, en a aujourd'hui plus de deux cents.

Parmi les médecins homœopathes figurent trois docteurs en médecine, trappistes qui, « devant Dieu et devant les hommes, affirment, après une longue expérience comparative de la nouvelle et des anciennes doctrines, la supériorité incontestable de l'homœopathie. » Ces savants religieux, formés à l'école du silence et de la retraite, jettent, pour l'homœopathie, dans la balance, toute une vie d'abnégation chrétienne et une longue expérience, payée jusqu'au jour où la vérité hahnemanienne a brillé à leurs yeux, par de « *douloureuses déceptions.* »

L'homœopathie a des dispensaires dans les principales villes ; elle a des journaux à Paris, Avignon, Rouen, Bordeaux ; des pharmacies dans presque toutes les villes du midi, Marseille, Avignon, Nîmes, Alais, Aix, Arles, Lyon, Bordeaux, Angoulême, etc.; Paris en compte une douzaine.

On comprend que cette revue rapide que nous venons de faire de la situation actuelle de l'homœopathie est nécessairement très-incomplète. Nous nous sommes bornés à mentionner les faits les plus généralement connus ; il nous eût été difficile de suivre pas à pas, dans ses progrès, une doctrine nouvelle qui marche et s'accroît tous les jours. En finissant, il est cependant quelques médecins homœopathes dont nous ne devons pas passer les noms sous silence et d'abord, à Munster, citons parmi plusieurs praticiens distingués, le vénérable et illustre docteur baron de Bœnninghausen, conseiller du roi, directeur du jardin botanique ; n'oublions pas Gross, Attomyr, Rummel, à l'université d'Iéna, les professeurs Martin et Starke, à l'université de Tubingen, le professeur Eschenmayer ; mentionnons encore le docteur Weber, médecin du prince de Solm ; le docteur Elwert, médecin de la cour, dans la capitale du Hanôvre ; le docteur Queen, médecin du roi de Hollande ; les docteurs Varlez et Carlier, membres de l'académie royale de Bruxelles ; le docteur Hampe, médecin du prince régnant de Lichtenstein ; le docteur Weber, conseiller à la cour de Hesse ; le docteur Mendt, qui a été le médecin de la famille Bonaparte pendant son exil en Italie, du prince Louis, de la princesse Hortense, puis du duc de Bassano et de la famille Murat ; énumération à laquelle on pourrait ajouter encore les noms d'autres praticiens qui, par leur position officielle auprès des souverains et des familles puissantes, par les places qu'ils occupent dans les facultés, les académies, garantissent l'avenir de l'homœopathie.

Ces triomphes de l'homœopathie après tant de luttes et de persécutions, devraient faire réfléchir ceux qui la jugent sans la connaître. Si tant de médecins considérables sont venus à l'homœopathie après l'avoir repoussée, ou accueillie avec défiance, si tant de souverains ont cassé les édits de réprobation qu'ils lui avaient d'abord opposés, et lui ont confié leur existence et celle de leurs sujets, c'est qu'elle a donné des preuves éclatantes de sa supériorité sur les autres méthodes (1).

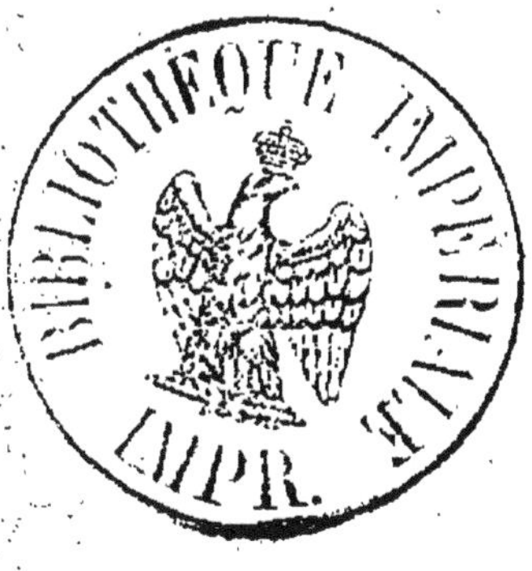

Lille, Imp. Horemans.

Lille, imp de Horemans.

www.ingramcontent.com/pod-product-compliance
Ingram Content Group UK Ltd.
Pitfield, Milton Keynes, MK11 3LW, UK
UKHW020026080726
13614UKWH00004B/1588